Affronter de front la

Dysfonction érectile

Symptômes, causes et traitement

Dr Sheila Harrison

Clause de non-responsabilité

Ce contenu sert à fournir des informations générales sur la maladie et vise à vous permettre de demander une assistance médicale rapide si nécessaire pour prévenir les complications. Il est essentiel de souligner que ces informations ne remplacent pas la consultation d'un médecin qualifié. Le domaine de la science médicale est en constante évolution et, en raison de la nature dynamique des connaissances médicales, nous vous recommandons de demander l'avis d'un expert si vous rencontrez des incohérences ou si vous avez l'intention de prendre des mesures sur la base des informations contenues dans ce contenu. Ne négligez jamais les conseils médicaux professionnels et ne retirez jamais le traitement en fonction de quelque chose que vous avez lu en ligne, y compris ce document, ou de toute autre source en ligne. N'oubliez jamais qu'Internet ne peut pas vous guérir ; la guérison passe plutôt par les conseils de professionnels de la santé et par la providence de Dieu.

Table des matières

Aperçu

L'incapacité à maintenir une érection pendant une activité sexuelle est connue sous le nom de dysfonction érectile (DE). Non seulement la dysfonction érectile peut affecter les hommes, mais si elle n'est pas traitée, elle peut gravement nuire à la capacité d'un couple à avoir des relations intimes. Voici les avis de spécialistes sur la question souvent négligée de la santé masculine.

– reconnaître, obtenir des soins médicaux et résoudre le problème.

« It's a Man Thing: Below-the-Belt Conversation », un conclave en ligne organisé par Boston Scientific, visait à normaliser le récit indispensable autour de la dysfonction érectile.

- 10 % des hommes souffrent de dysfonction érectile avant l'âge de 40 ans, tandis que 50 % des hommes de plus de 40 ans en souffrent.

- Les hommes diabétiques souffrent également de dysfonction érectile dans 40 % des cas.

- L'obésité, l'alcoolisme et le tabagisme sont des variables liées au mode de vie qui contribuent aux troubles de l'alimentation.

- Avant de consulter l'expert ou le médecin approprié pour la dysfonction érectile, la majorité des hommes choisissent de s'auto-traiter et de recourir à des plantes médicinales et à des suppléments. Cela prend environ quatre ans pour y parvenir.

- Seulement un homme sur trois atteint de dysfonction érectile cherche un traitement.
- La dysfonction érectile entraîne 20 à 30 % des mariages qui se terminent par un divorce.

Ces chiffres et faits choquants ont été dévoilés au début du Conclave afin de préparer le terrain pour que les spécialistes identifient les racines probables du problème, fournissent une explication compréhensible de la situation et abordent les aspects physiologiques, psychologiques, sociologiques et médicaux du problème.

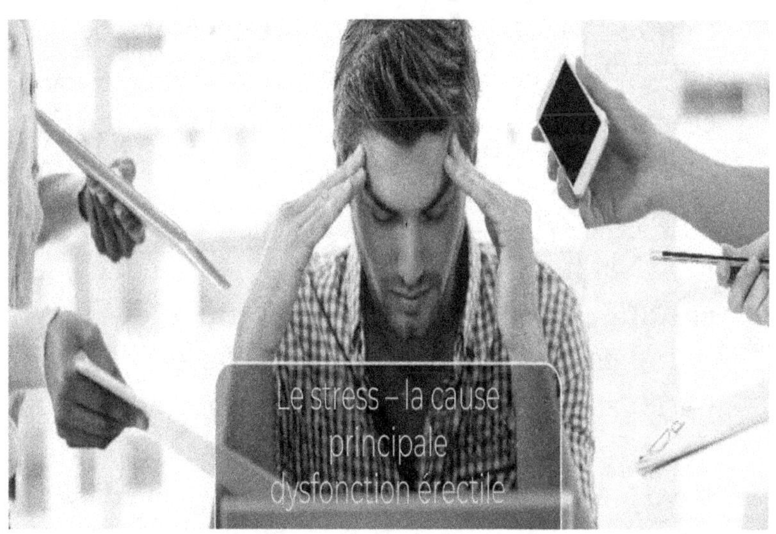

Section 1

Qu'est-ce que la dysfonction érectile (DE) ?

L'impuissance, également appelée dysfonction érectile (DE), est l'incapacité pour vous ou votre partenaire de maintenir une érection suffisamment forte pour avoir une activité sexuelle. L'éjaculation précoce ou l'incapacité de maintenir une érection suffisamment longtemps pour que les deux personnes puissent s'engager dans une activité sexuelle satisfaisante peuvent être la cause de la dysfonction érectile. L'incapacité d'obtenir une érection dans plus de 50 % des cas peut indiquer une dysfonction érectile, même si ce n'est pas toujours le cas. De nombreux facteurs peuvent en être la cause, notamment le stress, la consommation d'alcool ou des dommages ou des malformations des vaisseaux sanguins du pénis.

La dysfonction érectile peut être une maladie chronique ou transitoire. On estime que 10 % des hommes souffrent de dysfonction érectile sur une période prolongée, touchant généralement les plus de 40 ans. Selon une étude menée en France, environ 52 % des hommes souffrent de dysfonction érectile d'une manière ou d'une autre, et le pourcentage d'hommes qui souffrent de dysfonction érectile augmente globalement. de 5 à 15 % entre 40 et 70 ans. Même si la dysfonction érectile est plus fréquente chez les personnes âgées, elle peut néanmoins toucher les hommes jeunes.

La dysfonction érectile peut entraîner une perte d'intimité entre les couples. Cependant, la plupart des hommes ne se font pas traiter par crainte d'être embarrassés ou en raison des stigmates sociétaux à l'égard de la dysfonction érectile. Le traitement de la dysfonction érectile doit être normalisé, car la dysfonction érectile peut également être le signe d'autres problèmes médicaux sous-jacents qui ne sont pas détectés.

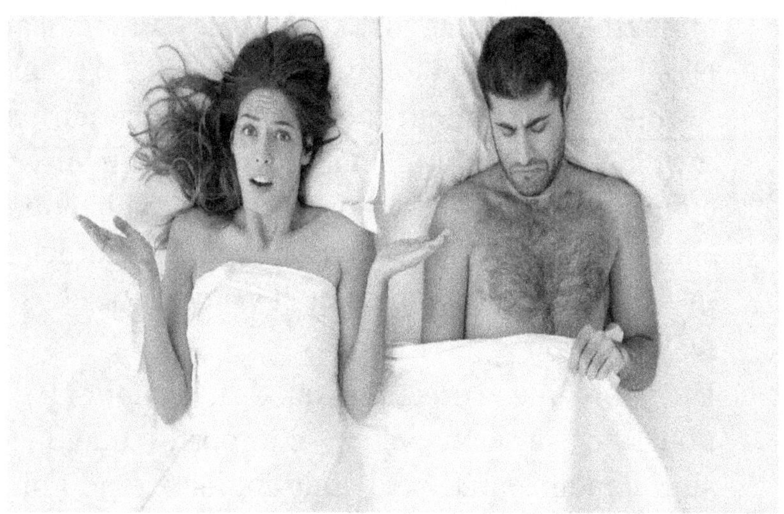

Section 2

Symptômes de la dysfonction érectile (DE)

Comprendre la dysfonction érectile et ses symptômes

Les principaux symptômes de la dysfonction érectile sont l'incapacité d'obtenir et de maintenir une érection pendant les activités sexuelles, ainsi qu'une diminution de la libido ou du désir sexuel.

La dysfonction érectile (DE) n'est qu'un terme descriptif pour un problème d'érection et non une étiquette, un diagnostic ou une stigmatisation. N'oubliez pas que quelqu'un qui n'a aucun problème autrement peut également souffrir de dysfonction érectile. Nous devons commencer par comprendre qu'il n'y a pas de quoi avoir honte ou s'inquiéter, et que cela ne signifie pas nécessairement non plus qu'il y a quelque chose qui ne va pas.

Un problème d'érection, qui est ce dont il s'agit, pourrait survenir chez n'importe quel jeune, simplement parce qu'il était anxieux, tendu ou mal informé ou essayait d'impressionner un nouveau partenaire et pourrait donc souffrir de dysfonction érectile en raison de l'anxiété de performance. Cela peut également arriver chez des hommes d'âge moyen qui, là encore, n'ont pas de réel problème, mais sont stressés, ont des tensions liées au travail, de la pression au travail et rentrent à la maison très fatigués. Et cela peut arriver chez des hommes plus âgés qui ont un réel problème physique dû au diabète, à l'hypertension, à un taux de cholestérol élevé, au tabagisme, qui compromettent tous la circulation sanguine.

Certains autres symptômes peuvent inclure une érection en dehors des activités sexuelles, mais pas pendant ; et une incapacité à maintenir une érection pendant la masturbation.

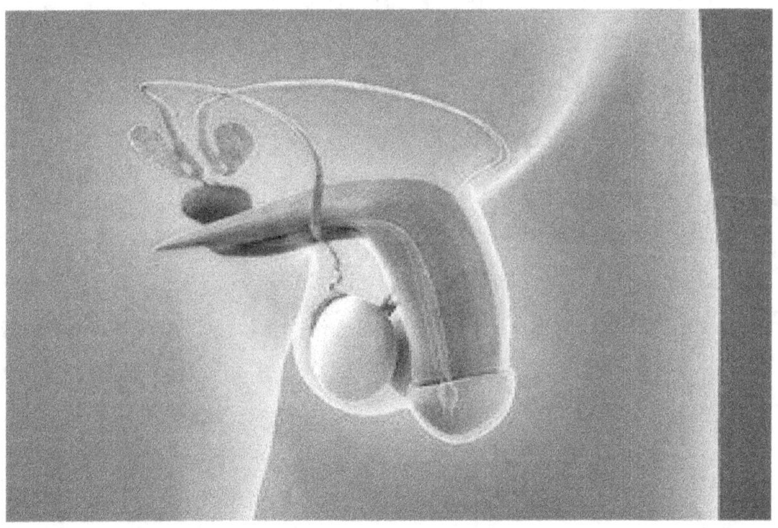

Section 3
Causes de la dysfonction érectile (DE)

Il faut de la patience et de l'expérience pour trouver la bonne cause de la dysfonction érectile. « C'est un problème complexe car il résulte de l'interaction défectueuse de l'esprit, des nerfs, des artères, de l'éponge corporelle, des veines et de l'influence des hormones. Cela peut être aussi bien physiologique ou organique que psychologique.

Il est essentiel d'écouter les patients pour aller à la racine du problème, c'est-à-dire pénétrer dans les brèches de ce qui se passe dans la vie d'un individu. Et cela aide à poser un bon diagnostic. La chose la plus importante à faire avec les patients est de passer du temps à écouter leurs problèmes.

Dans la plupart des cas, le pénis de l'homme devient le phénomène du partenaire ou du couple. Les femmes se manifestent-elles pour aider leurs partenaires à travailler sur la dysfonction érectile afin que le couple puisse mener une vie plus épanouie ? Lorsque cela se produit, vous vous rendrez compte plus tard, à partir de leur historique détaillé et de leurs découvertes, qu'il existe ou non un problème particulier qui se produit dans la relation et qui affecte l'érection. Les patients atteints de dysfonction érectile doivent également savoir que, même s'ils ont un problème de dysfonction érectile, cela seul devrait envoyer un signal d'unité avec leurs partenaires et donc essayer de résoudre ce problème avec leurs partenaires. Cela représente beaucoup de soutien, et un tel encouragement aide certainement le client.

Il existe un certain nombre de raisons pour lesquelles la dysfonction érectile peut survenir, et ce n'est pas seulement à cause de facteurs psychologiques comme le stress ou la dépression. Ceux-ci peuvent inclure :

- Athérosclérose (vaisseaux sanguins obstrués)
- Diabète sucré
- Hypertension
- Dommages à la moelle épinière
- Traumatisme physique
- Sclérose en plaques
- Alcoolisme
- Fumer fréquemment
- Mustabation fréquente
- Faible taux de testostérone
- Déséquilibre hormonal
- Effets secondaires de certains médicaments
- Effets de la chirurgie
- Abus de drogue

- Parkinson
- Taux de cholestérol élevé
- Tensions liées au travail, pression de travail
- Anxiété due à la désinformation – Essayer d'impressionner un nouveau partenaire
- L'obésité augmente les risques.

Avoir vécu l'un de ces symptômes ne signifie pas que vous souffrirez de dysfonction érectile, mais ils présentent un risque plus élevé d'en souffrir.

La dysfonction érectile peut être le signe d'une complication médicale sous-jacente pouvant être présente. Un diagnostic approfondi sera généralement effectué pour déterminer si cela est vrai.

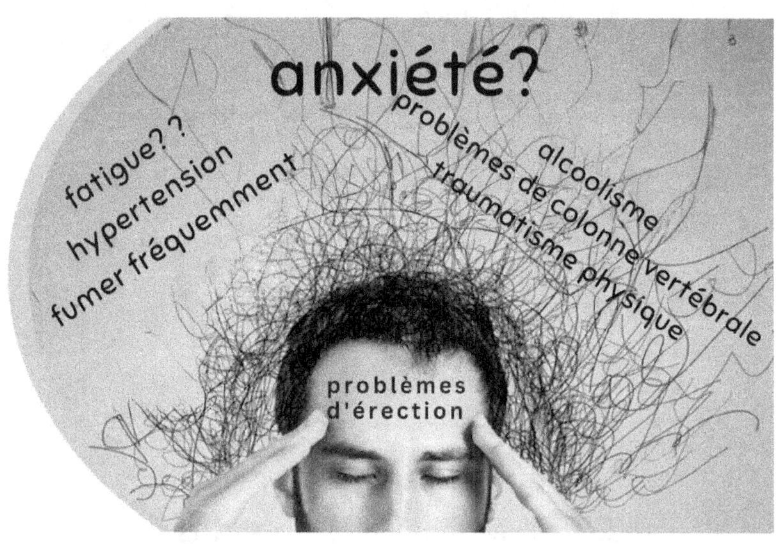

Section 4
Facteurs de risque de dysfonction érectile

L'obésité augmente les risques

Selon une étude, environ 30 % des personnes obèses qui demandent de l'aide pour contrôler leur poids indiquent des problèmes de libido, de désir, de performance, ou les trois. Supposons donc qu'une personne désire avoir une meilleure vie sexuelle. Dans ce cas, l'objectif de santé devrait être de réduire ce surplus de poids et de maintenir un poids idéal car, en fin de compte, l'obésité est un obstacle à la pleine jouissance de l'expérience sexuelle.

Une personne est considérée comme obèse lorsque son poids réel est supérieur de 20 % au poids idéal (selon la taille). L'obésité est l'un des problèmes de santé les plus importants à l'échelle mondiale, en particulier dans les pays développés. C'est la cause profonde de la mauvaise santé. Le surpoids augmente le risque de maladies cardiaques, de diabète, d'hypertension, d'accident vasculaire cérébral, d'arthrose et de cancers comme celui du côlon, du pancréas, de l'estomac et du sein. Malheureusement, l'obésité peut être physiquement et psychologiquement restrictive, empêchant ainsi l'intimité et ayant un impact négatif sur la vie sexuelle.

En soulignant certains problèmes de style de vie et médicaux dans la vie quotidienne qui contribuent à la dysfonction érectile en termes de capacité humaine, ne perdons pas de vue le fait que le sexe est meilleur lorsque vous êtes au sommet de votre santé, alors vous avez le plus grand besoin, le la plus grande énergie, la plus grande capacité. À mesure que votre état de santé général diminue, vos capacités sexuelles diminuent, même si ce désir est présent. Ainsi, le cadre d'âge moyen qui est en surpoids, ne fait pas d'exercice, mange trop de sucre et fume 10 cigarettes par jour va avoir un problème sexuel lié à son mode de vie.

Diabète et hypertension

Il est impératif de réaliser que le diabète affecte les nerfs, les petits vaisseaux sanguins, les gros vaisseaux sanguins, le système endocrinien et prédispose les hommes aux problèmes érectiles. De même avec l'hypertension. L'hypertension et les médicaments consommés pour contrôler l'hypertension peuvent provoquer une dysfonction érectile.

Stress, anxiété et dépression

Le stress, l'anxiété, la dépression et les problèmes de santé mentale se sont aggravés pendant la pandémie, ce qui ajoute aux problèmes d'intimité. Ceux-ci contribuent de manière significative et aggravent la situation de l'homme moderne, tandis que ses capacités diminuent. Ce qui aggrave la situation, c'est l'acceptation du fait que souvent les gens refusent de croire qu'ils sont déprimés, anxieux et stressés.

Le stress joue un rôle majeur dans les relations d'un individu, provoquant de nombreux problèmes relationnels qui entraînent de nombreux problèmes sexuels.

Article 5
Diagnostiquer la dysfonction érectile (DE)

Votre professionnel de la santé peut vous poser un certain nombre de questions liées à vos antécédents médicaux et sexuels ou à ceux de votre partenaire. Celles-ci peuvent inclure des questions sur les médicaments que vous ou votre partenaire prenez actuellement, les problèmes de santé que vous pourriez avoir et le niveau de satisfaction découlant de l'activité sexuelle. Il peut être un peu gênant d'entrer dans les détails, mais c'est la première étape pour contribuer à remédier à la situation. L'Indice international de la fonction érectile (IIEF) est un type de questionnaire qui peut être utilisé dans le diagnostic pour poser certaines de ces questions.

Un examen physique peut également être effectué si le médecin le juge nécessaire. Cela peut aider à identifier la cause possible de la dysfonction érectile et à les informer du prochain test de suivi nécessaire, ou si une discussion sur un plan de traitement pourrait être nécessaire.

D'autres tests peuvent également être envisagés, tels que des analyses de sang et des échographies. Ces tests examinent non seulement la cause de la dysfonction érectile, mais peuvent également faire la lumière sur des conditions médicales sous-jacentes nécessitant des soins médicaux. Votre médecin vous informera si tel est effectivement le cas. Celles-ci ne sont généralement effectuées que si votre médecin a des soupçons raisonnables selon lesquels il pourrait y avoir un problème médical sous-jacent justifiant une enquête plus approfondie.

Une évaluation psychologique peut être nécessaire si la cause de la dysfonction érectile n'est pas due à un problème médical. Votre médecin évaluera soigneusement les facteurs psychologiques susceptibles d'influencer les performances. Il peut même s'agir d'un cas d'anxiété liée à la performance, due au stress, à une faible estime de soi ou à la gêne. Votre médecin pourra alors décider si vous avez besoin de conseils pour un traitement de suivi.

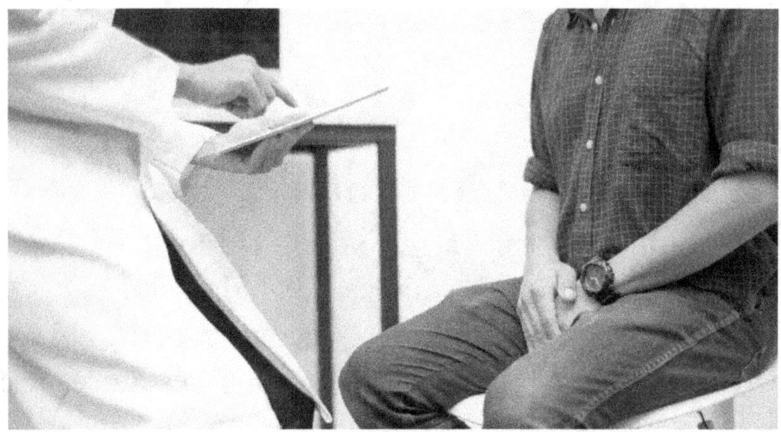

Article 6
Traiter la dysfonction érectile (DE)

Une fois la cause identifiée, le traitement peut être très bénéfique. « Dans la dysfonction érectile organique, il existe un besoin de médicaments à long terme, comme pour toute autre maladie résultant d'un dysfonctionnement endothélial comme le diabète ou une maladie cardiaque. Mais dans la plupart des cas, en raison de la stigmatisation et de l'ignorance, les patients refusent de demander de l'aide et préfèrent l'automédication et les traitements assistés par Google, qui peuvent faire plus de mal que de bien.

Mais après qu'un médecin a examiné vos antécédents médicaux et sexuels, il décidera quel sera le meilleur plan de traitement pour vous ou votre partenaire, avec les avantages et les risques associés.

Médicaments oraux

La pilule est une arme à double tranchant. Ceux qui envisagent l'automédication dans de tels cas perdent la possibilité de découvrir pourquoi ils ont le problème en premier lieu et de résoudre la cause profonde du problème. En revanche, les médicaments prescrits fonctionnent très bien mais la personne hésite à les prendre car elle a peur que cela lui fasse du mal. Je tiens à rassurer les hommes et leurs partenaires sur le fait qu'une utilisation correcte de ces médicaments n'est pas dangereuse. Ils ne endommagent pas le cœur, les reins ou le foie et peuvent être pris à long terme.

Des médicaments tels que le sildénafil (également connu sous le nom de Viagra), le tadalafil (Cialis, Adcirca) et le vardénafil (Levitra, Staxyn) sont généralement utilisés pour traiter la dysfonction érectile. Ils renforcent les effets de l'oxyde nitrique, un produit chimique naturel produit par le corps pour détendre les muscles du pénis, augmenter le flux sanguin vers celui-ci et permettre à vous ou à votre partenaire d'avoir une érection.

En fait, le Viagra (Sildénafil) a été découvert à l'origine dans un laboratoire Pfizer lors de recherches sur un médicament contre l'angine cardiaque. Par conséquent, il ne doit pas être pris par les hommes qui utilisent des médicaments contre l'angine (comme Sorbitrate), car le médicament aura un effet multiplicateur. Sinon, il peut être pris en toute sécurité par les hommes qui prennent des antihypertenseurs ou des médicaments contre le diabète, à condition qu'ils soient physiquement aptes aux relations sexuelles.

Mais à cause de cette limitation, les gens ont passé à côté de l'essentiel, pensant que c'est mauvais pour le cœur, les reins et le foie, ce qui n'est pas vrai dans les faits.

La prise de ces médicaments nécessitera toujours une stimulation sexuelle pour produire une érection, et ce ne sont pas des aphrodisiaques qui stimulent le désir sexuel. Assurez-vous que vous ou votre partenaire suivez les instructions de prescription à tout moment pour éviter les effets secondaires indésirables.

Les effets secondaires peuvent inclure des bouffées vasomotrices, une congestion nasale, des maux de tête et une indigestion. La posologie sera déterminée par votre médecin, mais consultez-le toujours si vous ressentez fréquemment des effets secondaires ou si le médicament n'a aucun effet. Si vous ou votre partenaire avez une érection qui dure plus de 4 heures, consultez immédiatement un médecin.

Les médicaments oraux ne doivent pas être pris si vous prenez actuellement des médicaments à base de nitrate utilisés pour traiter les douleurs thoraciques ou l'angine de poitrine, car cela peut entraîner une hypotension (pression artérielle anormalement basse) qui peut être dangereuse. Vous ou votre partenaire devez également éviter de prendre ces médicaments si l'un de vous souffre d'une maladie cardiaque.

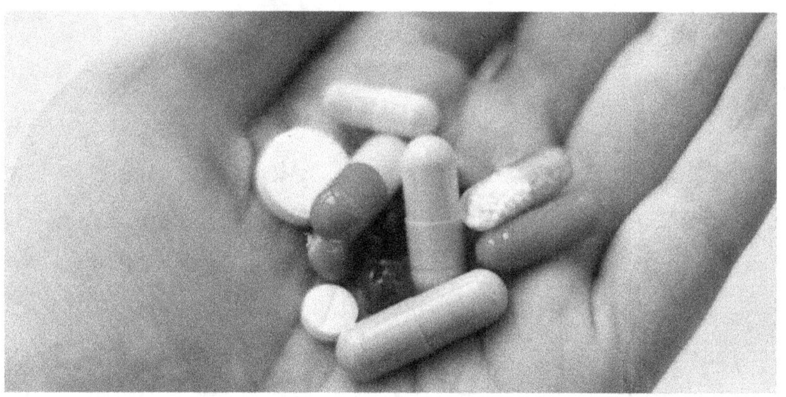

Médicaments non oraux

Dans le cas où vous ne pouvez pas prendre de médicaments par voie orale, d'autres médicaments peuvent être prescrits pour traiter la dysfonction érectile. L'un de ces médicaments est l'alprostadil, qui peut être prescrit sous forme d'auto-injection, de suppositoire urétral (un type de médicament qui est inséré dans le corps, où il se dissout) ou d'une crème topique.

L'auto-injection nécessite une injection d'alprostadil (parfois mélangé à d'autres médicaments) avec une fine aiguille à la base ou sur le côté du pénis. Chaque injection produit une érection qui ne dure pas plus d'une heure. Quant au suppositoire, un minuscule suppositoire d'alprostadil est placé dans l'urètre pénien au moyen d'un dispositif spécial. L'érection commence généralement au bout de 8 à 10 minutes et peut durer entre 30 et 60 minutes.

Cependant, les effets secondaires de l'une ou l'autre méthode peuvent être douloureux pour vous ou votre partenaire. Certains effets secondaires comprennent des saignements mineurs dus à l'auto-injection ou dans l'urètre à l'aide du suppositoire ; ou encore la formation de tissu fibreux à l'intérieur du pénis. Certaines personnes souffrant de problèmes cérébraux ou sanguins peuvent même ressentir des étourdissements et de l'hypertension artérielle.

Les crèmes topiques Alprostadil sont une méthode moins invasive qui nécessite simplement l'application d'une crème médicale sur le pénis. Une étude a découvert que la crème topique constitue un moyen plus sûr et indolore de traiter la dysfonction érectile, en particulier pour ceux qui ne peuvent pas prendre de médicaments par voie orale.

La thérapie de remplacement de la testostérone est également une autre considération pour traiter la dysfonction érectile. Si la dysfonction érectile est causée par de faibles niveaux de testostérone, cela sera alors recommandé pour la traiter. Il peut aider à améliorer l'énergie, l'humeur, la densité osseuse d'un homme, ainsi qu'à augmenter sa masse musculaire et son poids, et à améliorer son désir sexuel. Ceci n'est recommandé qu'aux hommes ayant de faibles niveaux de testostérone, car ceux ayant des niveaux normaux peuvent ressentir des effets secondaires tels qu'une hypertrophie de la prostate.

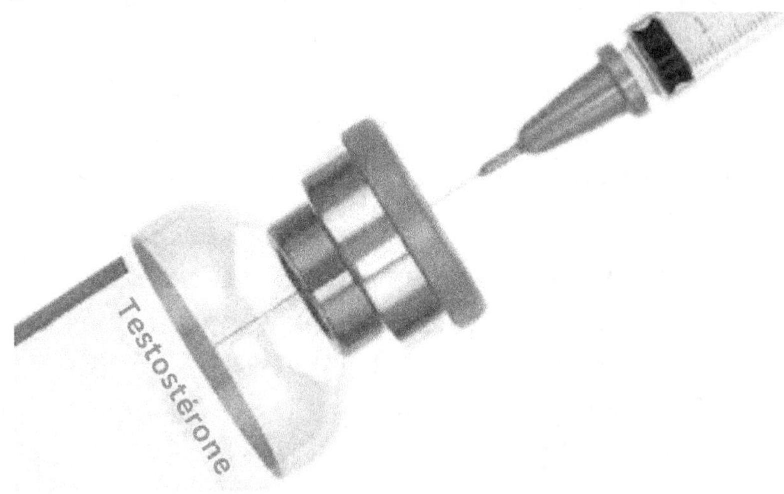

Aides mécaniques

Il s'agit de dispositifs médicaux approuvés pour le traitement de la dysfonction érectile. L'un de ces appareils est une pompe à pénis (dispositif de constriction/érection sous vide). Essentiellement, cet appareil est un tube creux à une extrémité et une pompe manuelle ou alimentée par batterie à l'autre. L'appareil fonctionne en plaçant le pénis dans le tube, puis en actionnant la pompe pour aspirer l'air à l'intérieur du tube. Cela crée un vide dans le tube qui aspire le sang dans le pénis, provoquant une érection. Une fois cela fait, une bande (ou un anneau de tension) est glissée autour du pénis à partir du tube pour maintenir l'érection avant que la pompe ne soit retirée. Le groupe peut rester en place jusqu'à 30 minutes ; après une activité sexuelle, vous pouvez retirer le bracelet.

Bien qu'il s'agisse d'un moyen efficace de traiter la dysfonction érectile, son utilisation peut néanmoins entraîner des complications. D'une part, certains se plaignent que la pompe à pénis est encombrante et inconfortable à utiliser. D'autres constatent que leur pénis est meurtri lors de l'utilisation et sont découragés par le fait que l'éjaculation est restreinte à cause de l'anneau.

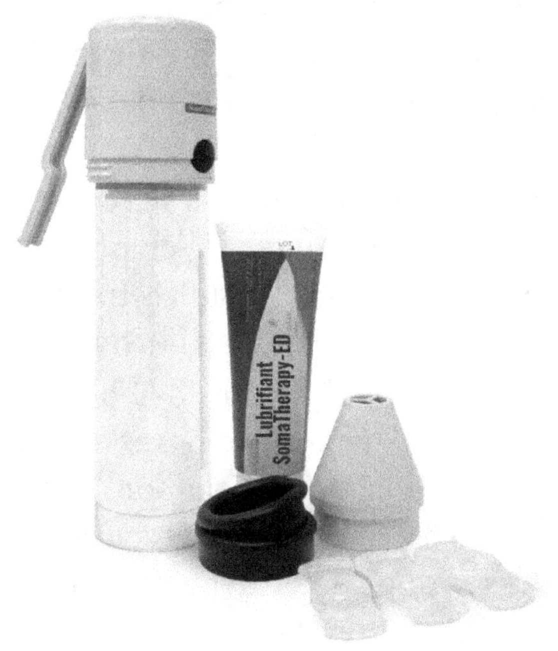

Implants péniens

Ce type de traitement implique une intervention chirurgicale pour insérer des dispositifs des deux côtés du pénis, ce qui vous permet de les manipuler pour produire une érection. Les deux types d'implants les plus courants sont les prothèses gonflables ou les prothèses malléables/semi-rigides.

L'implant gonflable se compose d'une pompe et de deux cylindres gonflables. La pompe est généralement située dans le scrotum. En manipulant la pompe, une solution saline est libérée dans les cylindres (placés dans les chambres d'érection du pénis) et provoque une érection. Une valve de dégonflage retire la solution de ces cylindres pour dégonfler le pénis après une activité sexuelle.

L'implant semi-rigide est constitué de tiges pliables insérées dans les chambres d'érection du pénis, qui peuvent ensuite être manipulées pour produire une érection ou l'inverser.

Les taux de satisfaction des hommes ayant reçu un implant pénien sont très favorables. Malgré cela, les implants péniens sont considérés comme une mesure de dernier recours là où toutes les autres formes de traitement ne fonctionnent pas. Les effets secondaires des implants peuvent être dangereux, car une infection est la cause la plus courante d'échec des implants. La casse peut également constituer un problème majeur qui nécessitera des soins médicaux immédiats.

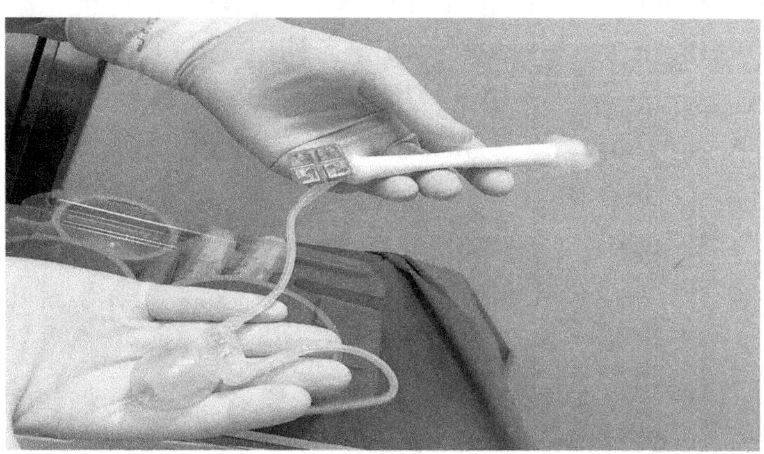

Conseil psychologique

La thérapie est une méthode de traitement efficace contre la dysfonction érectile si elle est causée par une détresse émotionnelle ou psychologique sous-jacente, et non par un problème médical. Un conseiller agréé peut vous aider à soulager le stress émotionnel que vous pourriez ressentir, parfois avec votre partenaire pour lui communiquer ce que vous ressentez.

C'est parfaitement bien s'il y a une certaine gêne à ce sujet, mais vous ou votre partenaire ne devez pas continuer à le cacher ou à éviter le problème. Un manque de communication ne fait que briser toute mesure de confiance entre les couples et prolonger l'agonie de la dysfonction érectile. Travaillez sur vos anxiétés, vos doutes et vos peurs avec le conseiller et voyez ce qui peut être fait pour les atténuer. Il existe un large éventail de méthodes thérapeutiques qui vous aideront à communiquer vos besoins avec votre partenaire ou à trouver un nouveau sens à votre relation.

En psychologie conseils, la plupart experts Suivez un phénomène simple - tenez compte de l' historique sexuel et relationnel détaillé. Cela donne donc une vision plus large de la cause possible.

- Est-ce une cause organique ?
- Ou est-ce quelque chose qui est une cause psychologique ?
- Est-ce une cause sociale ou c'est absolument un problème relationnel auquel nous sommes confrontés ?

Lorsque les causes sont organiques, le patient est orienté vers un médecin spécialisé dans ce domaine, qu'il s'agisse d'un cardiologue ou d'un andrologue, et s'il s'agit d'une cause psychologique, le patient est orienté vers un psychiatre ou un sexologue clinicien pour chiens plus en détail pour déterminer si l'individu souffre de dysfonction érectile primaire ou s'il s'agit d'anxiété, de dépression, de drogue ou d'alcool ou parfois d'un problème de partenaire. "Le partenaire doit souffrir d'un certain type de vaginisme, de trouble du désir ou de dépression, ce qui entraîne ÉD. Le psychiatre ou le sexologue clinicien essaie de savoir si le couple a un problème relationnel. S'il y en a, alors chez ces patients, ils regardent de manière holistique les trois parties du triangle : l'individu, le partenaire et la relation », ajoute le Dr Shyam.

La dysfonction érectile est devenue un terme générique désignant divers problèmes que les hommes peuvent rencontrer dans la plupart des cas. "Cela pourrait être un problème de libido, ce qui signifie qu'il ne ressent pas le besoin sexuel, ou il peut avoir un problème d'excitation, il n'est pas attiré par son partenaire, ou il peut avoir un problème d'érection, qui encore une fois, peut-être un problème avec obtenir ou maintenir une érection. Et puis parfois, il peut avoir un problème d'orgasme précoce ou d'éjaculation précoce. Chacune de ces affections a des causes et des traitements différents, mais toutes sont regroupées sous le terme générique de dysfonction érectile, ce qui n'est pas le cas.

La dysfonction érectile est l'un des cas de plaintes les plus courants dans la plupart des centres de santé, mais la plupart des patients sont assez réticents à en parler, mais le confort s'est accru au fil du temps.Décennies car cette tendance change progressivement. La plupart des patients souffrent de dysfonction érectile psychogène, qui résulte généralement de fausses perceptions ou d'échecs dans l'intimité dus à l'anxiété et à une mauvaise éducation sexuelle. En règle générale, de nombreux patients ont besoin de conseils et de quelques médicaments pour leur donner confiance. Chez les patients atteints de dysfonction érectile psychogène, le problème peut être guéri si l'intervention se produit à temps. Après quelques semaines ou mois, la plupart des patients n'auront plus besoin d'aucun traitement.

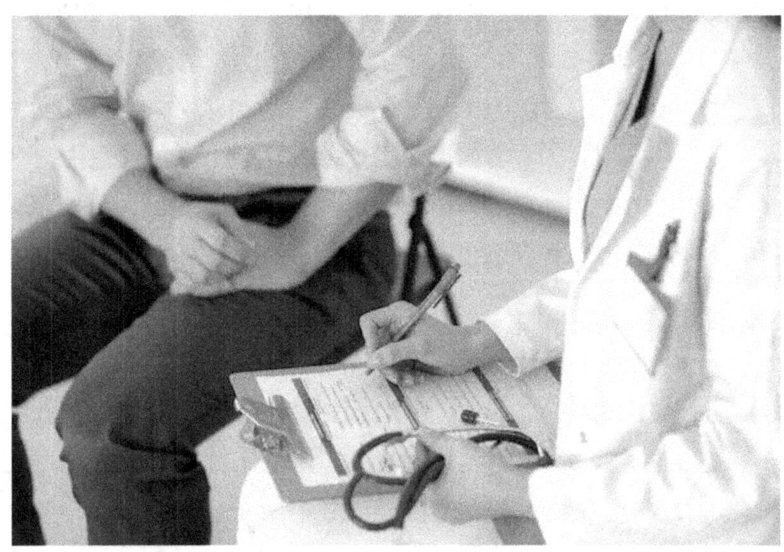

Article 7
Prévenir la dysfonction érectile (DE)

Bien que certains cas de dysfonction érectile soient inévitables, il existe des moyens d'éviter que la dysfonction érectile ne vous arrive. La plupart d'entre elles impliquent des changements importants dans votre mode de vie qui amélioreront votre bien-être. Ceux-ci inclus:

- Avoir une alimentation saine et équilibrée
- Arrêter de fumer
- Exercice régulier
- Éviter la toxicomanie
- Réduire la consommation d'alcool
- Suivez votre programme de médicaments
- Communiquer vos sentiments avec votre partenaire

Ne faites pas immédiatement le point sur les allégations selon lesquelles les médecines alternatives pourraient guérir la dysfonction érectile, car de nombreux remèdes alternatifs peuvent être basés sur de pures spéculations. Sans essais cliniques appropriés pour prouver leur efficacité, la prise de ces remèdes peut être dangereuse pour votre santé. Consultez toujours un professionnel de la santé agréé si vous envisagez de prendre une forme de supplément.

Une conversation ouverte sur l'activité sexuelle avec votre partenaire et votre médecin est une première étape importante pour lutter contre la dysfonction érectile.

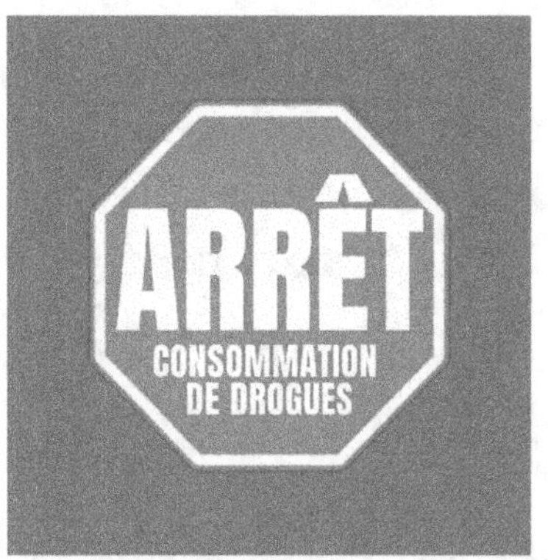

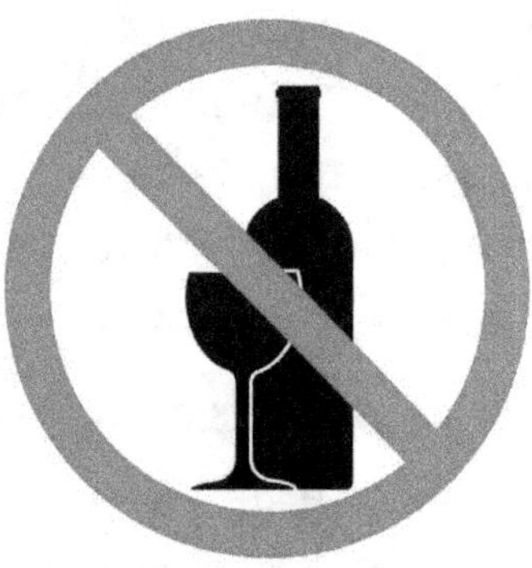

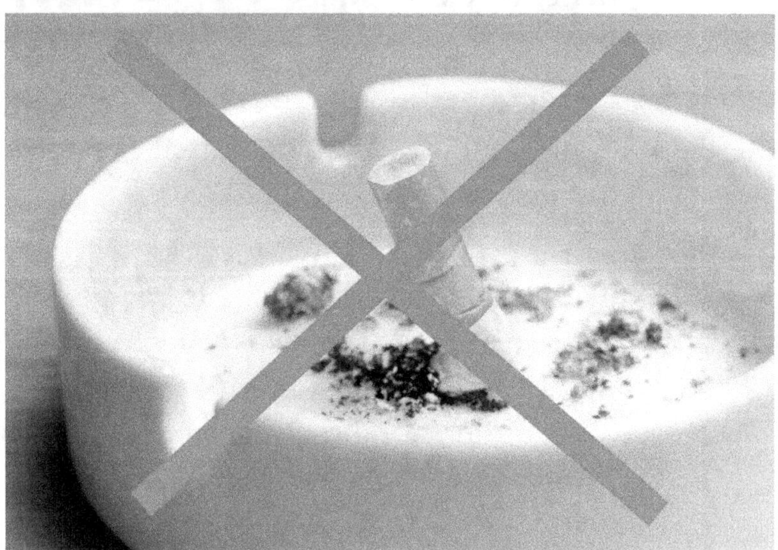